Paulus Vennebusch

Hund grüßt Sonne

Tierischer Yogaspaß

arsEdition

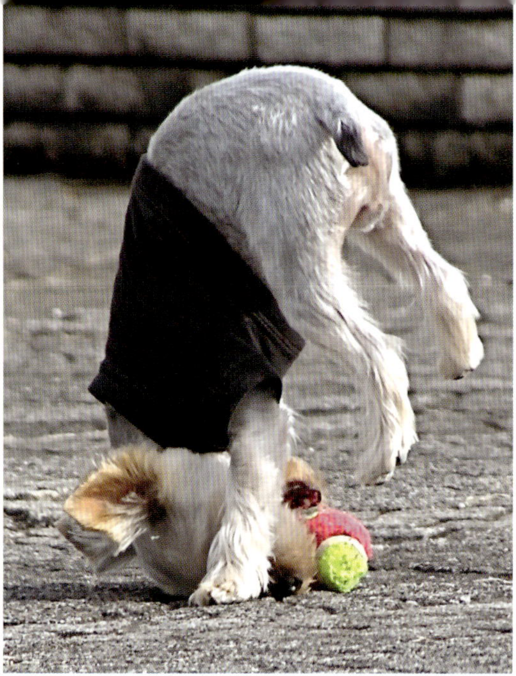

Hasso wusste nicht, was er anders machte als sein Herrchen –
aber bei dem sah DER HERABSCHAUENDE HUND irgendwie eleganter aus.

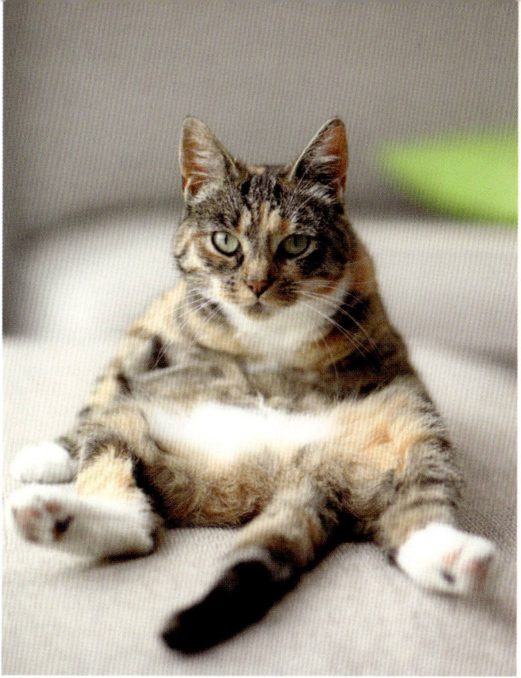

Jonathan war eigentlich ein friedlicher Kater,
aber wehe, er entdeckte einen Fremden auf seiner Yogamatte!

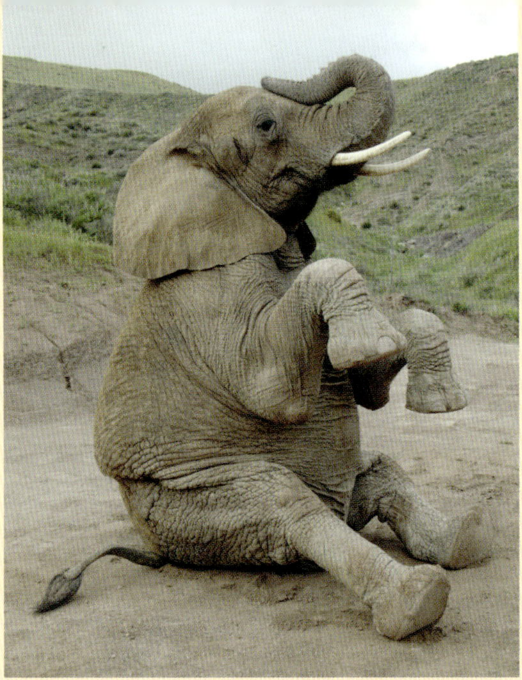

Joggen, Meditieren, Ananas-Diät – Rüdiger hatte alles Mögliche versucht, um abzunehmen. Erst beim Yoga zeigten sich Erfolge – immerhin 17 Gramm in den ersten drei Wochen.

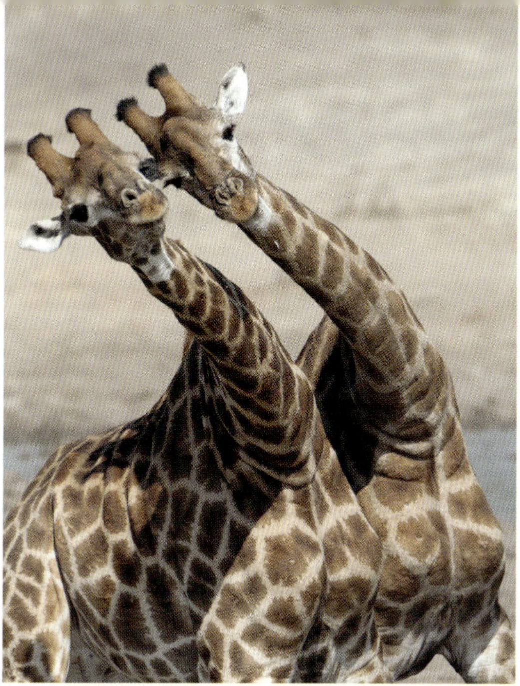

Die Zwillinge Philippa und Roberta waren
deutsche Meister im Synchron-Yoga.

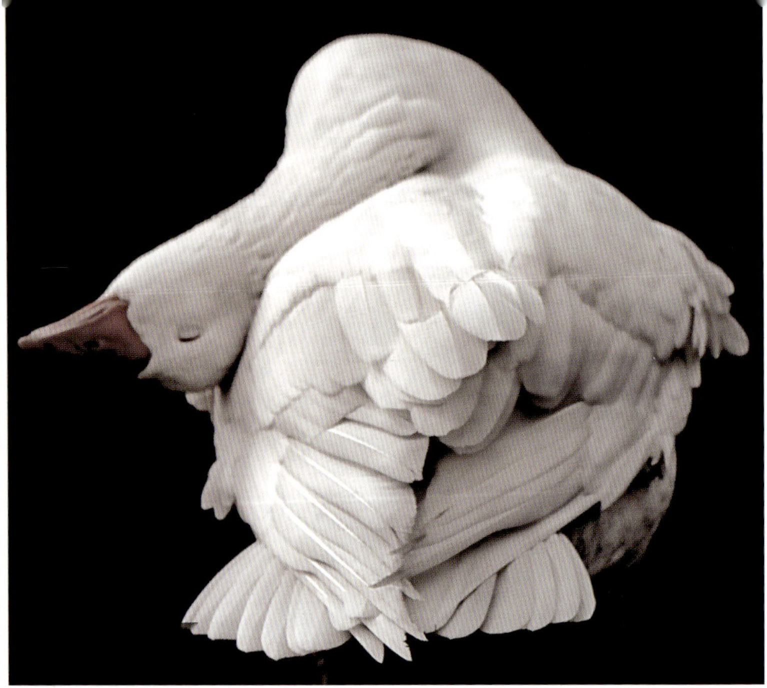

Gans Gudrun war nicht für den Frühsport gemacht. Sie war zwar recht gelenkig, kam morgens aber nur schwer aus den Federn.

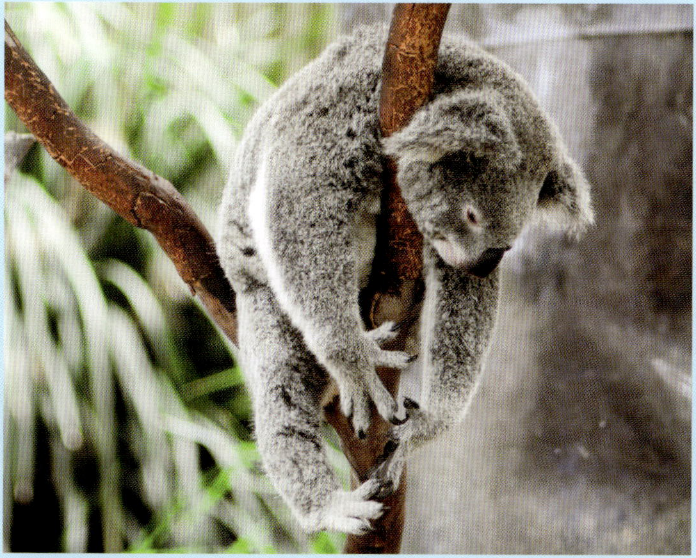

Bei Ambrosius klaffte zwischen Ehrgeiz und Kondition eine große Lücke: Schon vor dem ersten morgendlichen SONNENGRUSS brauchte er eine kleine Verschnaufpause.

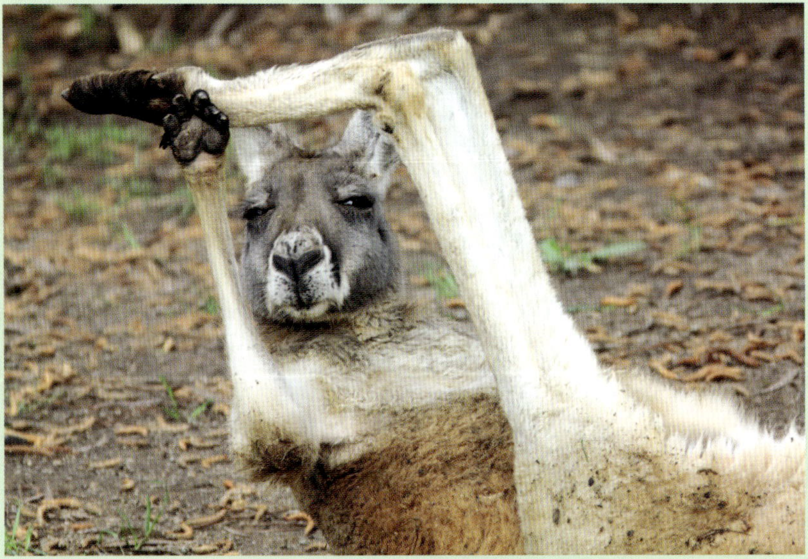

Mit gezielten Entspannungsübungen versuchte Känguru Levy, seine chronische Sprunghaftigkeit in den Griff zu bekommen.

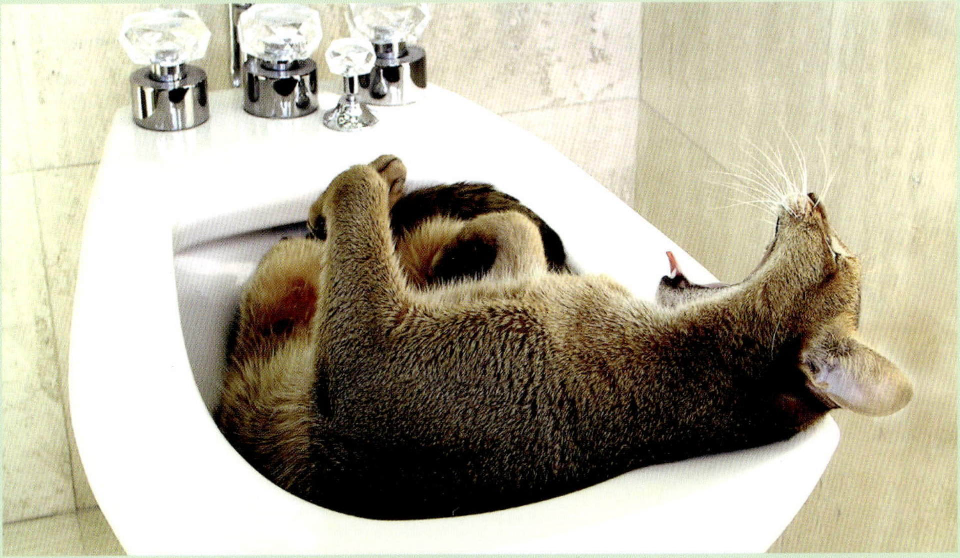

Nach jeder Art von sportlicher Betätigung genoss Manuela
ihr obligatorisches Bad im Entmüdungsbecken.

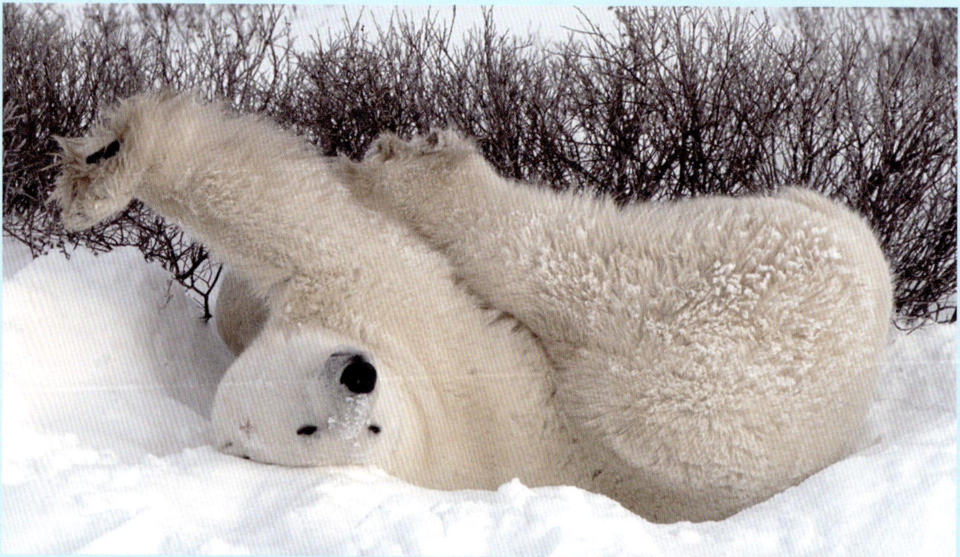

Besonders fit war er ja nicht, aber mit seinem hinreißenden Charme brachte Yogalehrer Sam die Herzen der weiblichen Kursteilnehmer zum Schmelzen.

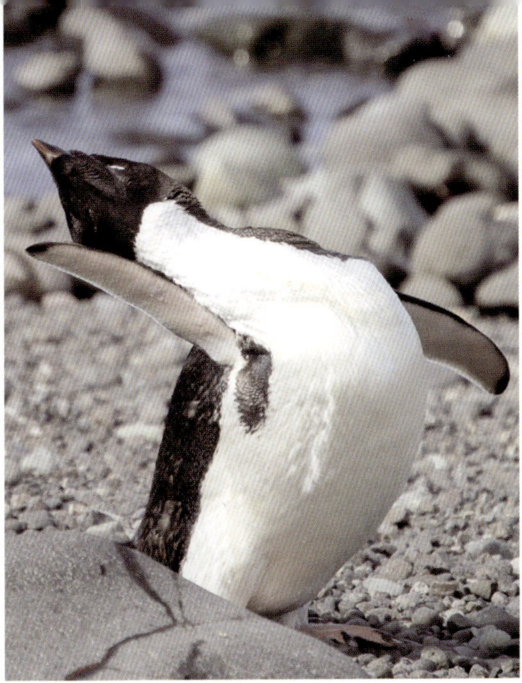

Sobald aus dem Mund seines Meisters der Kirtan-Gesang ertönte, begann Justin mit seinem tranceartigen Tanz. Dabei war es ihm völlig egal, dass er dabei ein wenig tuntig rüberkam.

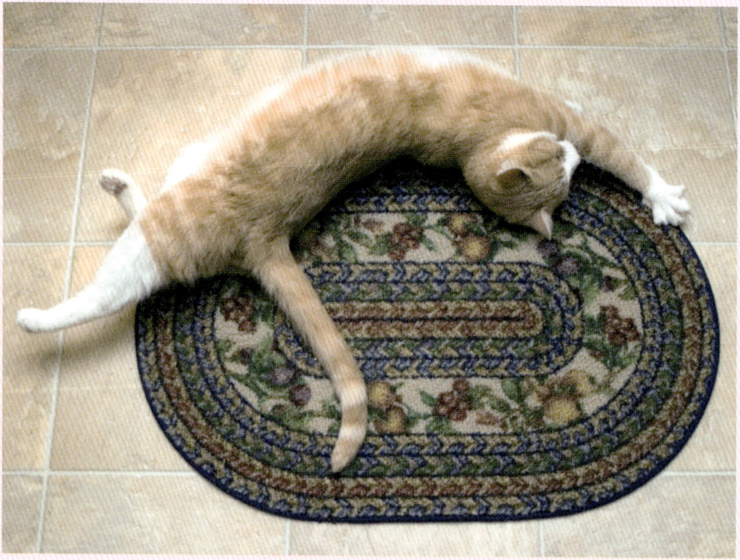

Zugegeben: Es mochte schönere Unterlagen geben.
Aber Steffi würde ihre geliebte ovale Yogamatte um nichts in der Welt hergeben.

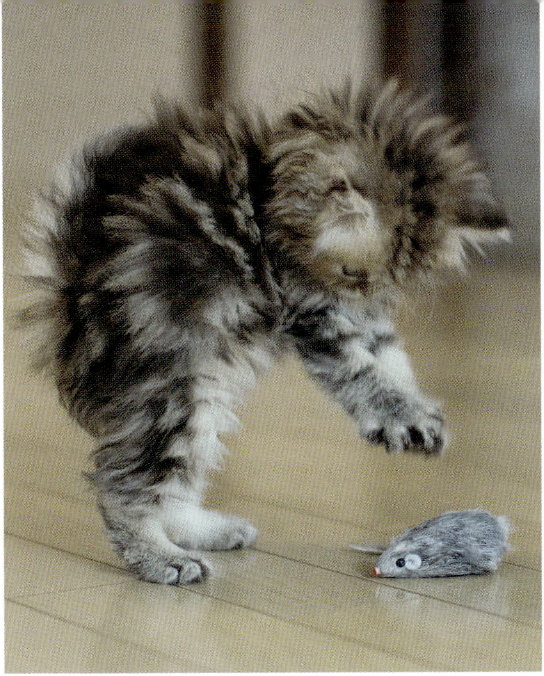

Vielleicht war Thekla noch zu klein, um die für Yoga nötige Konzentration aufzubringen. Jedenfalls ließ sie sich immer wieder allzu leicht ablenken.

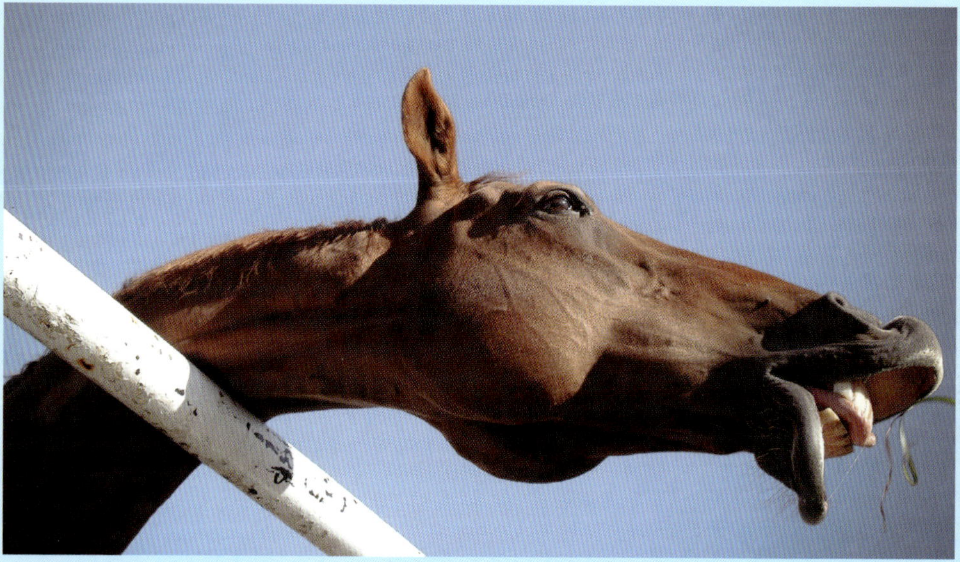

Waltari musste einsehen: Für seine Teilnahme am Kurs
„Yoga für Fortgeschrittene" lag die Latte noch ein wenig zu hoch.

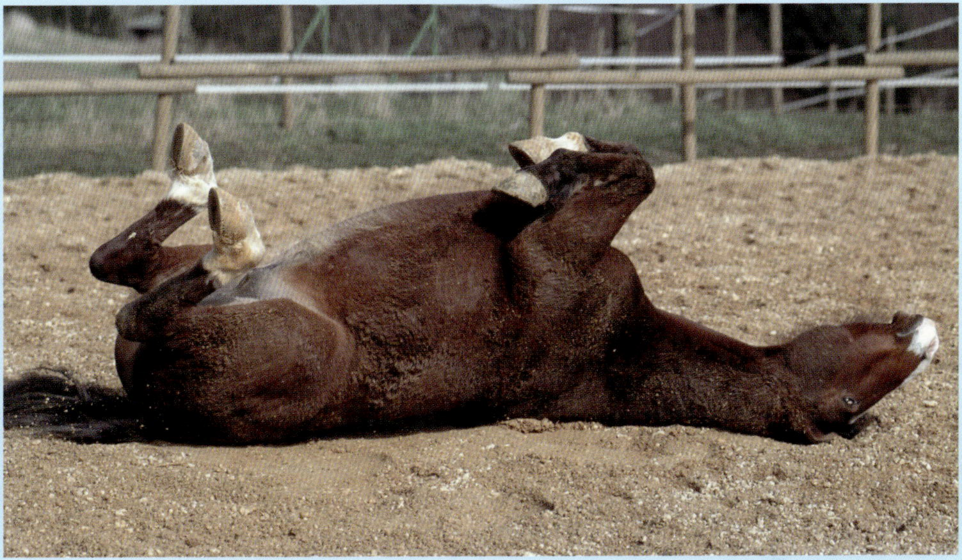

Im Montagskurs stellten die Yoga-Tiere gern Sprichwörter nach.
Hengst Hermann entschied sich für „Der Rücken der Pferde liegt zum Glück auf der Erde". Oder so ähnlich.

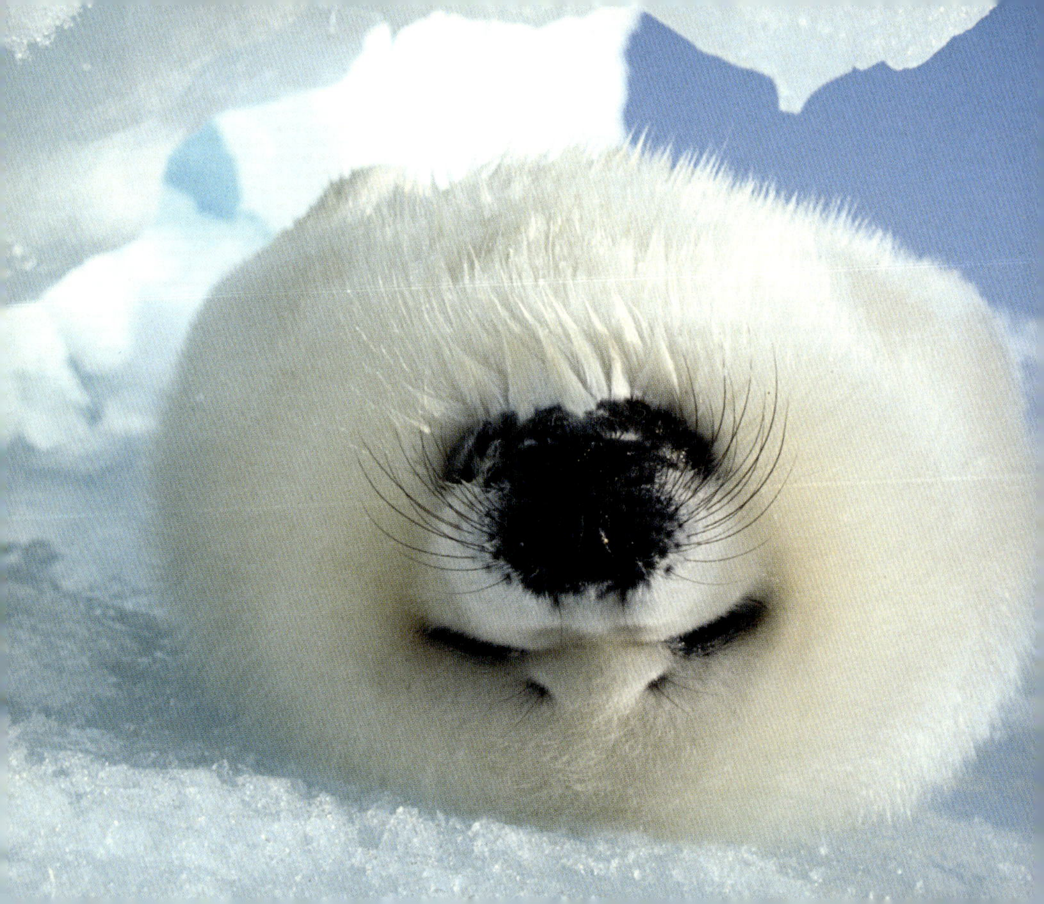

Robbe Rita war es leid –
schon wieder war sie mit
ihrer eigenen Yogamatten-Rolle
verwechselt worden!

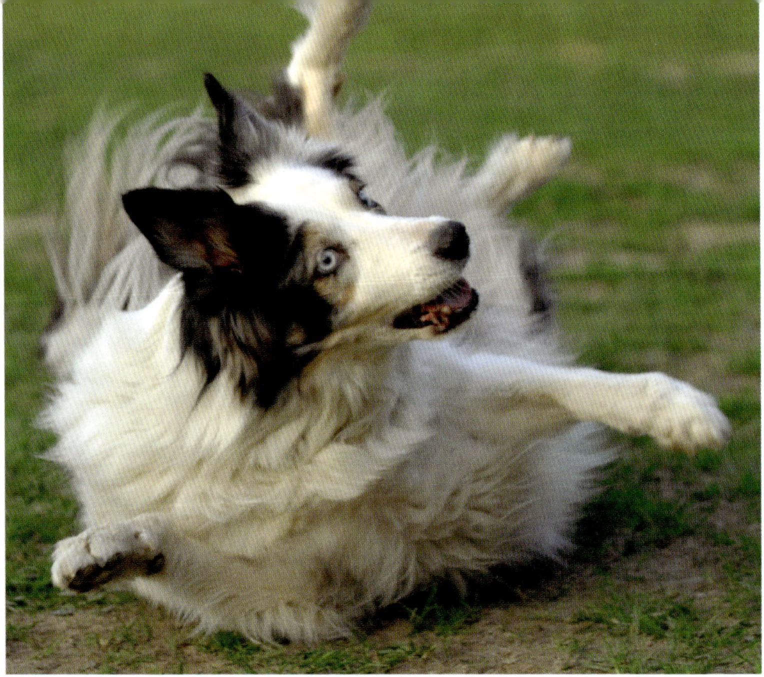

Schon nach kurzem Training beherrschte Tina die schwierige Übung DIE EINBEINIGE KRÄHE nahezu perfekt. Jetzt musste sie es nur noch irgendwie hinbekommen, nicht dabei umzufallen.

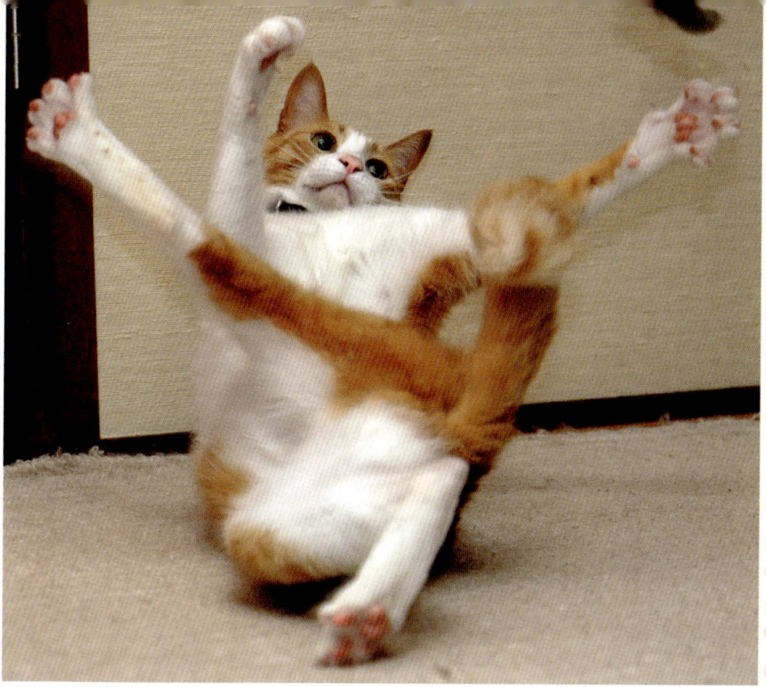

Yogafreunde praktizieren seit Jahrhunderten die Übung DER TISCH.
Dank Kätzchen Nika gibt es nun auch die Übung DER KLAPP-TISCH.

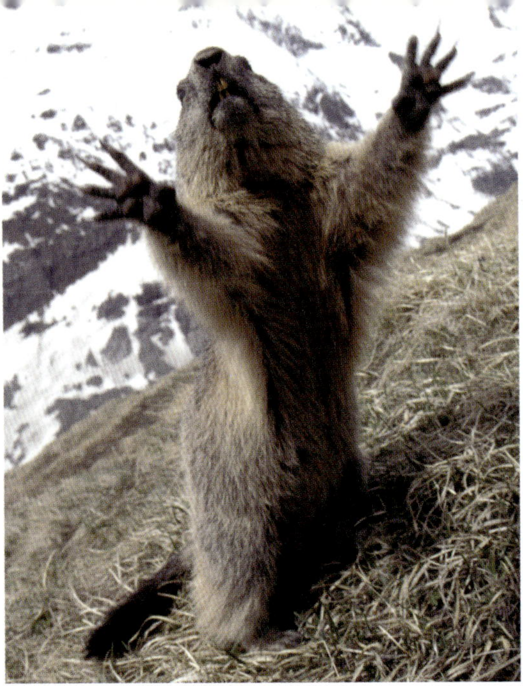

Beim SONNENGRUSS während der täglichen Morgen-Meditation
gab Murmeltier Manfred jedes Mal alles.

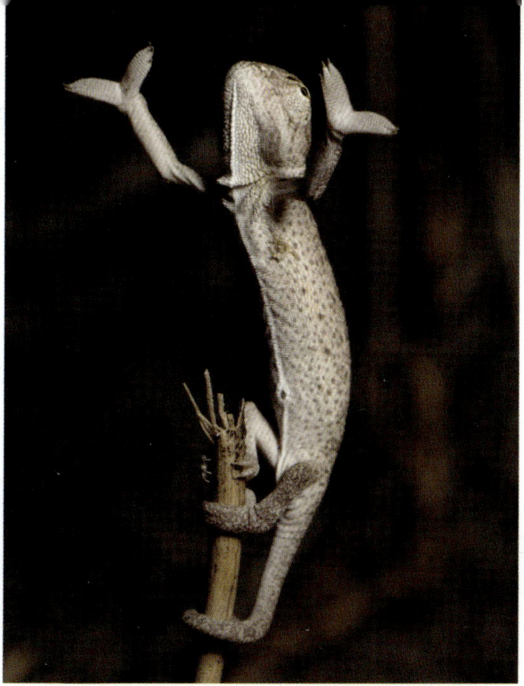

Schon nach wenigen Balanceversuchen fühlte sich Echse Eduard – frei nach Leonardo DiCaprio – wie „der König der Welt“.

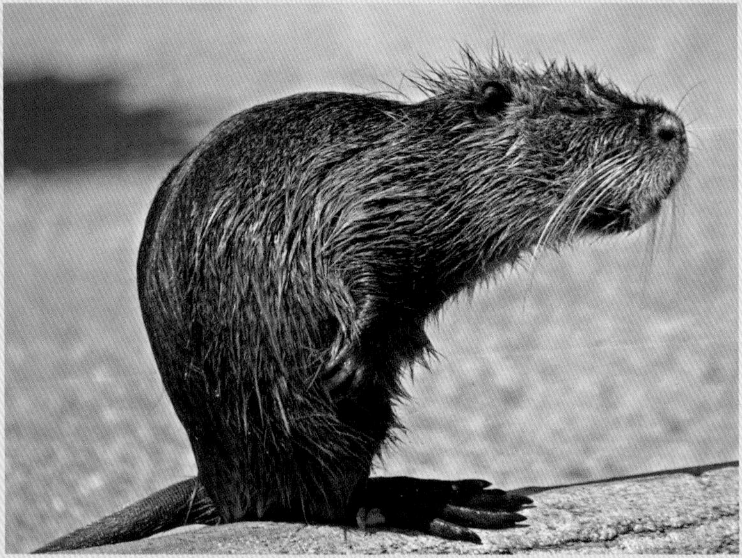

Bevor er Yoga für sich entdeckte, hatte Biber Franz Geräteturnen betrieben. Der Verein hatte ihn allerdings rausgeschmissen, nachdem er mehrmals den Schwebebalken durchgenagt hatte.

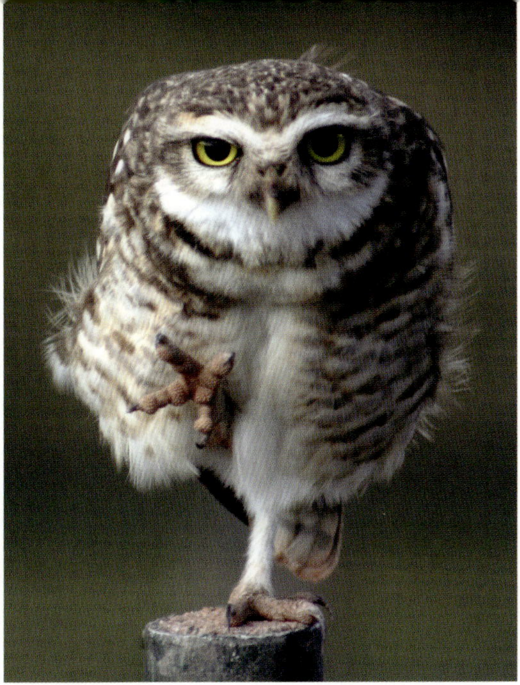

Während der Übungen bewies Uhu Dieter erstaunlichen Gleichgewichtssinn.
Beim Bierchen danach lautete sein Motto allerdings wieder:
„Auf einem Bein kann man nicht stehen“.

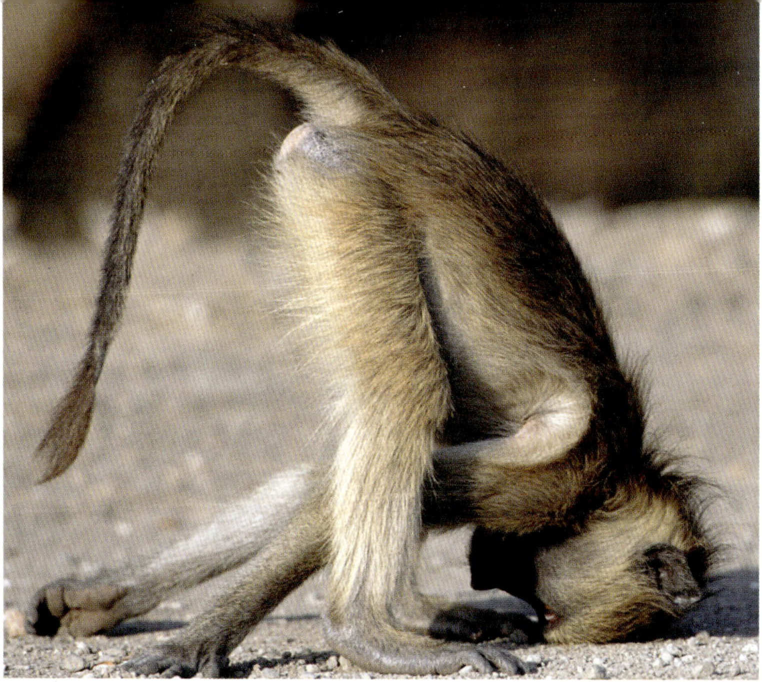

Tobias war aber auch ein Schussel – schon wieder
hatte er sein Meditationskissen im Yogazentrum liegen lassen!

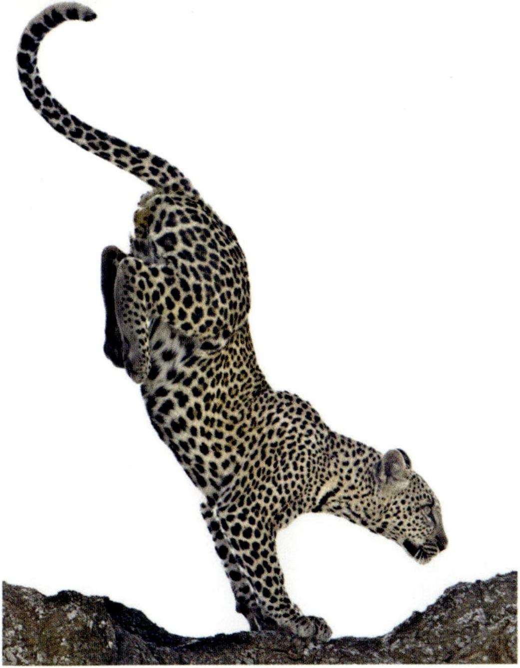

Für ihre Performance DER KRANICH im Asana-Wettbewerb bekam Leopardin Nina von den internationalen Preisrichtern die volle Punktzahl. Und zwar auf ihrem Fell.

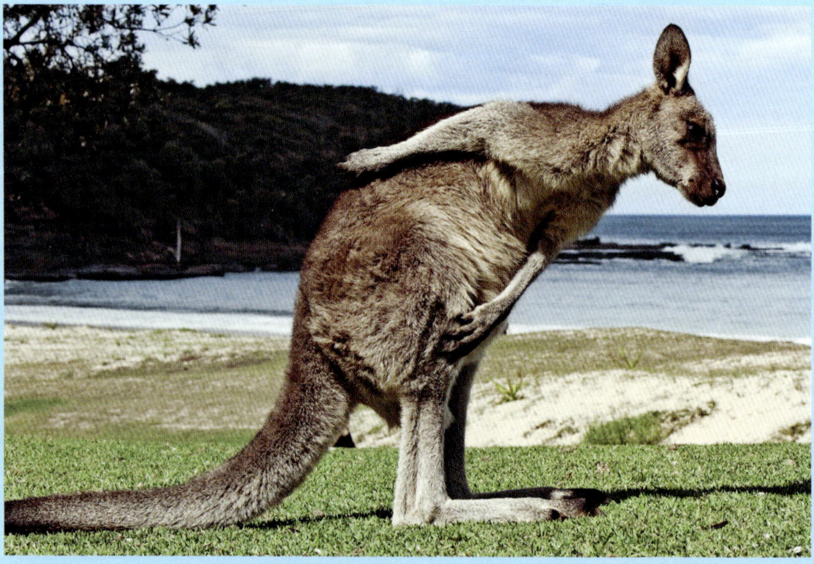

Sportliche Betätigung in der freien Natur war für Clemens kein Thema –
schließlich hatte er immer und überall seinen Turnbeutel dabei.

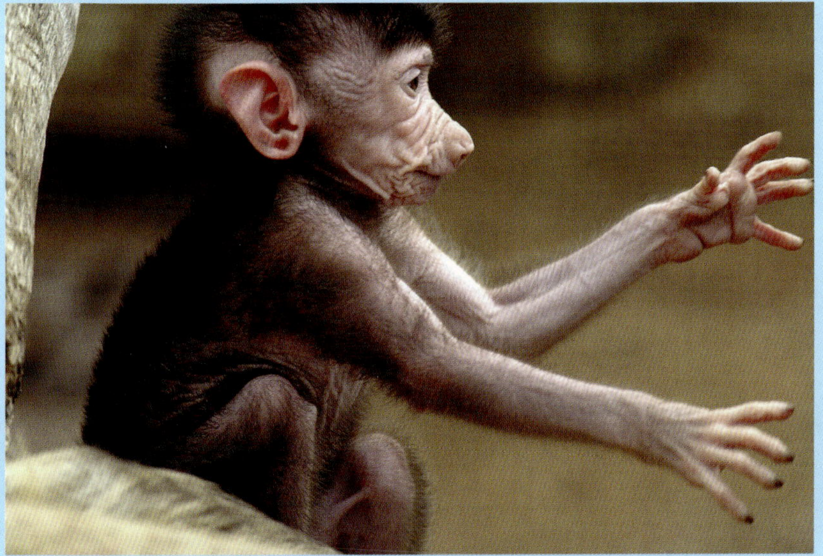

Für Ludwig stand beim Yoga der Aspekt der Meditation im Vordergrund. Hatte er doch irgendwo mal gehört, dass man allein durch Konzentration den Haarwuchs an den Unterarmen fördern kann.

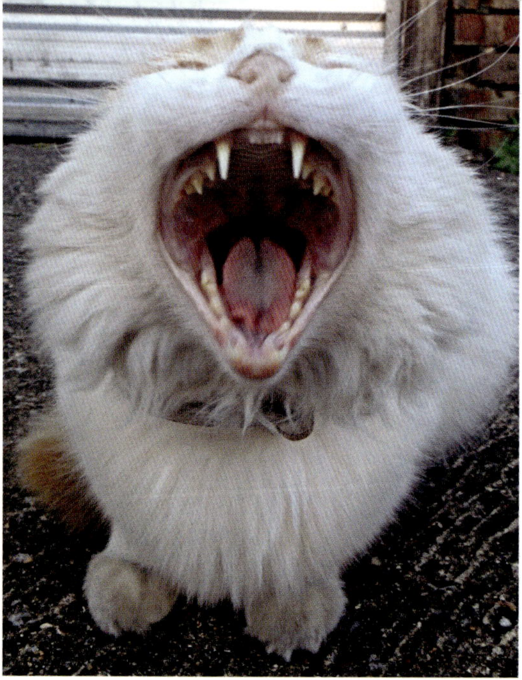

Mikis hatte eine Stinkwut: Er war der Einzige in der ganzen Gruppe, bei dem das Ausatmen nicht erleichternd wirkte, sondern das genaue Gegenteil auslöste.

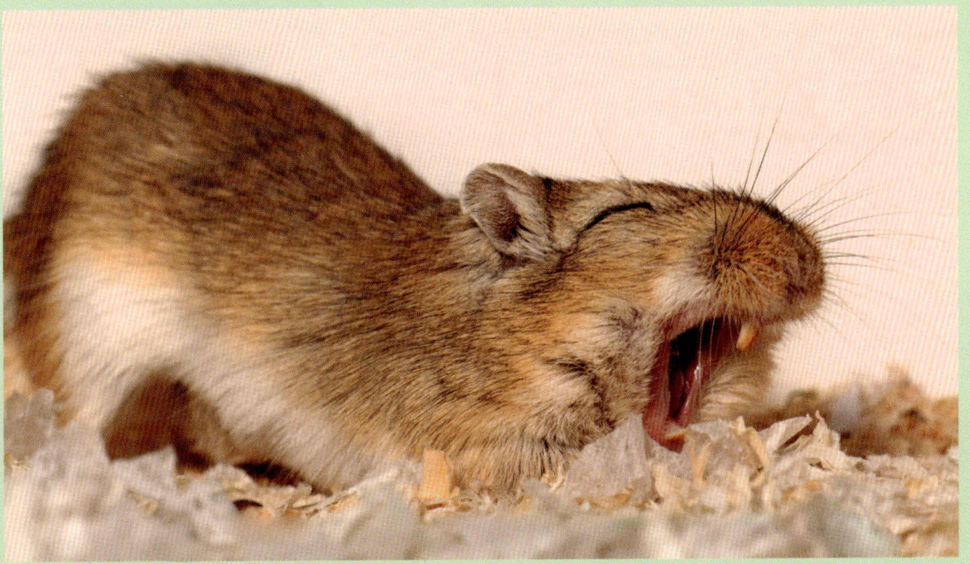

Bei Maus Sabrina führte die Atem-Meditation sofort zu tiefer Entspannung. Normalerweise reichten bereits die Worte „Wir schließen die Au …“ – und schon war sie im Reich der Träume.

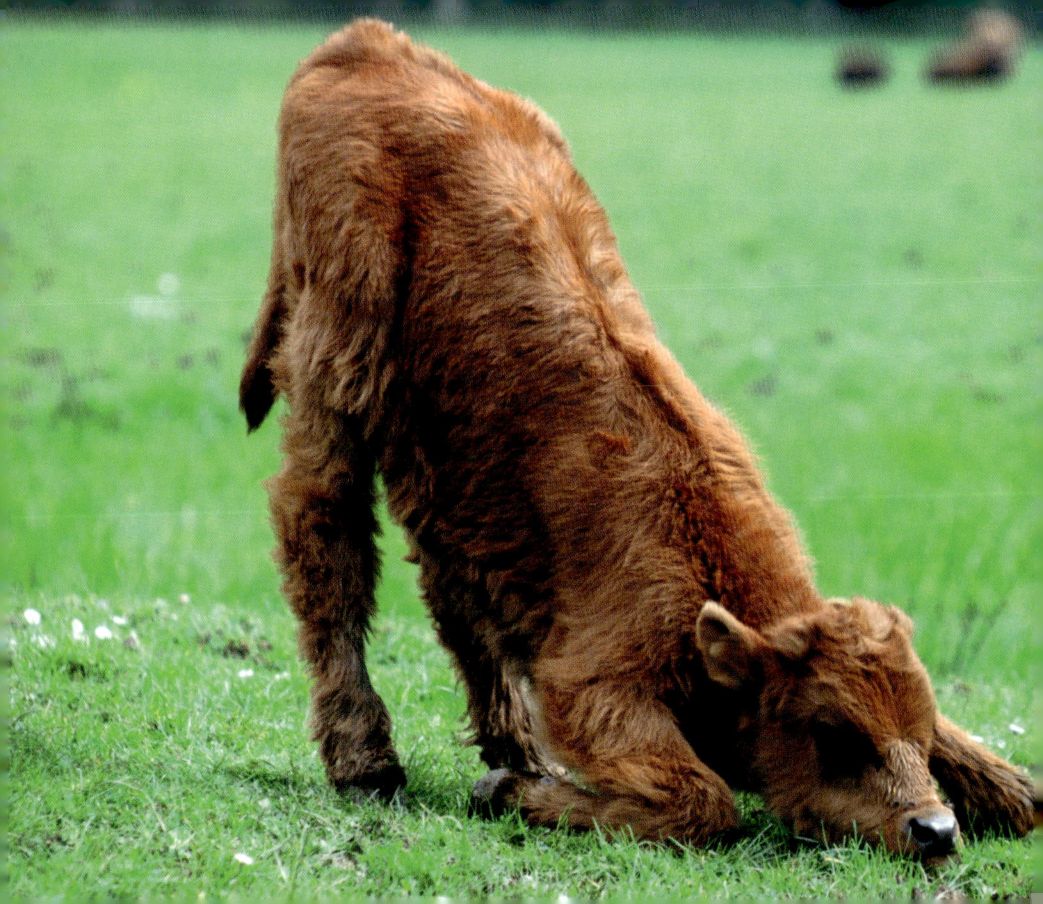

Kälbchen Luisa hatte sich mit verschiedenen fernöstlichen Bewegungs- und Meditationsformen auseinandergesetzt. Am Ende entschied sie sich für Kuhgong.

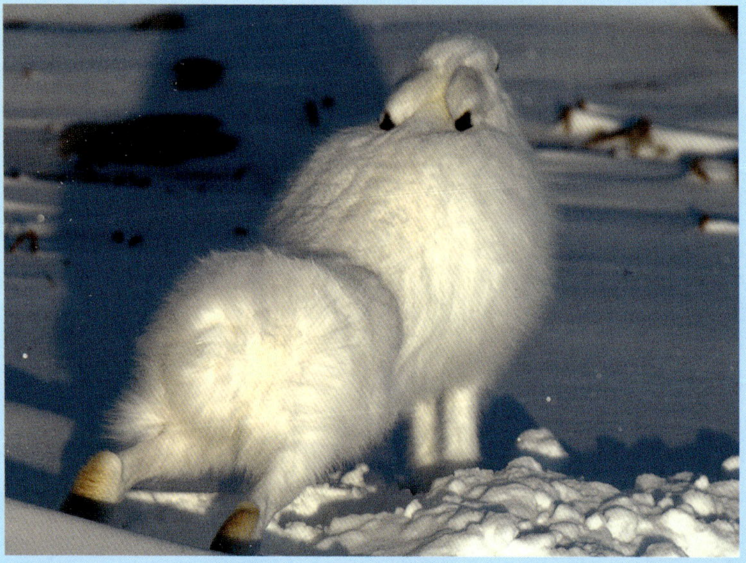

Täglich einundzwanzigmal DIE KOBRA – und das jahrelang!
Das intensive Training war Hansis Rückenmuskulatur offensichtlich
sehr zugutegekommen.

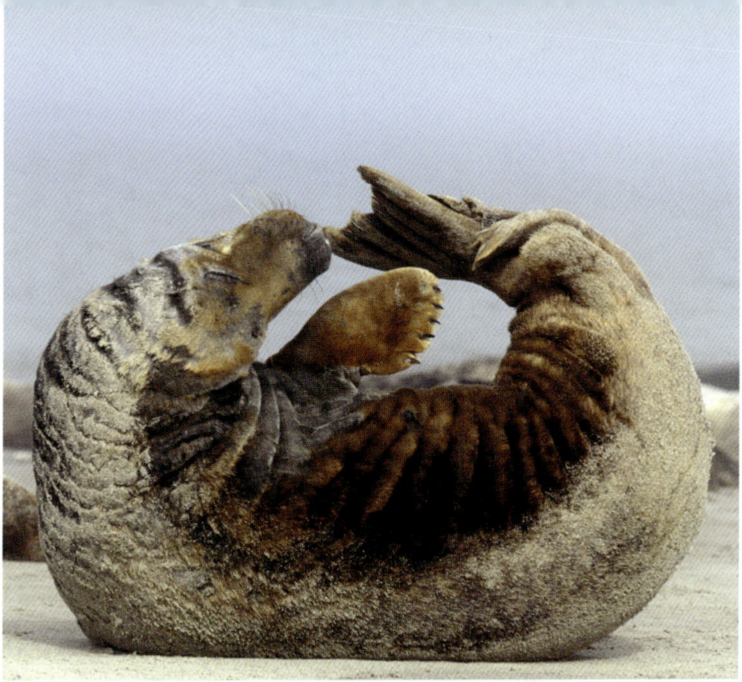

Dank seiner überdurchschnittlichen Biegsamkeit konnte Bernhard den Schnuppertest machen. Das Ergebnis: Glück gehabt, er war nicht in Schildkrötenkacke getreten.

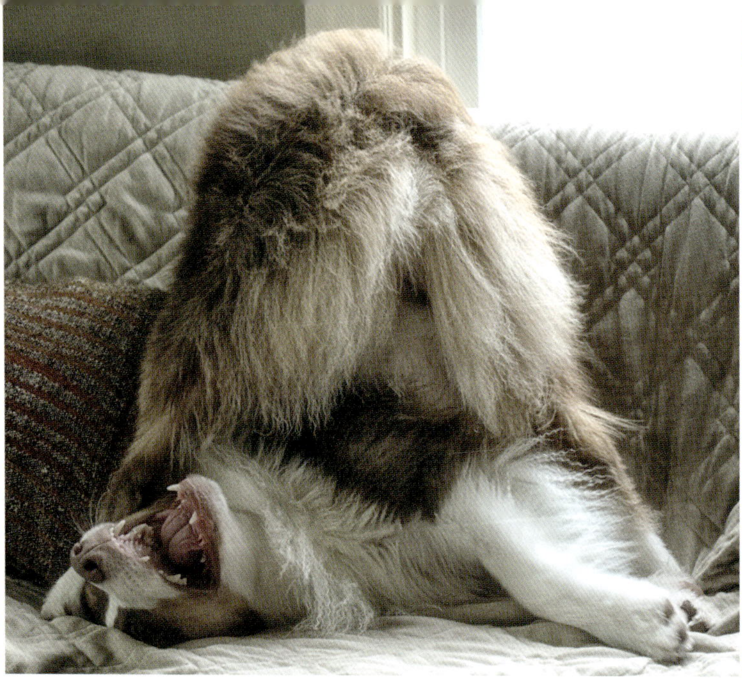

Beim Yoga geht es bekanntlich um die vollkommene Haltung.
Auch Carlos' Interpretation des umgekehrten DREHSITZES war vollkommen – und zwar vollkommen bescheuert.

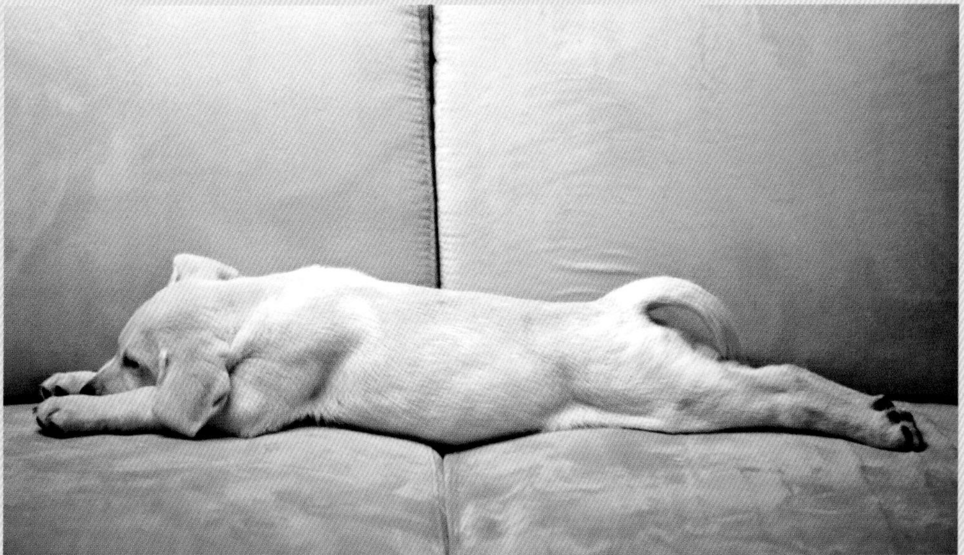

Die Couch war nicht ohne Grund der bevorzugte Platz für Klein-Charlys tägliches Yoga. Schließlich war seine Lieblingsübung nicht DER HERABSCHAUENDE HUND, sondern DER FERNSEHSCHAUENDE HUND.

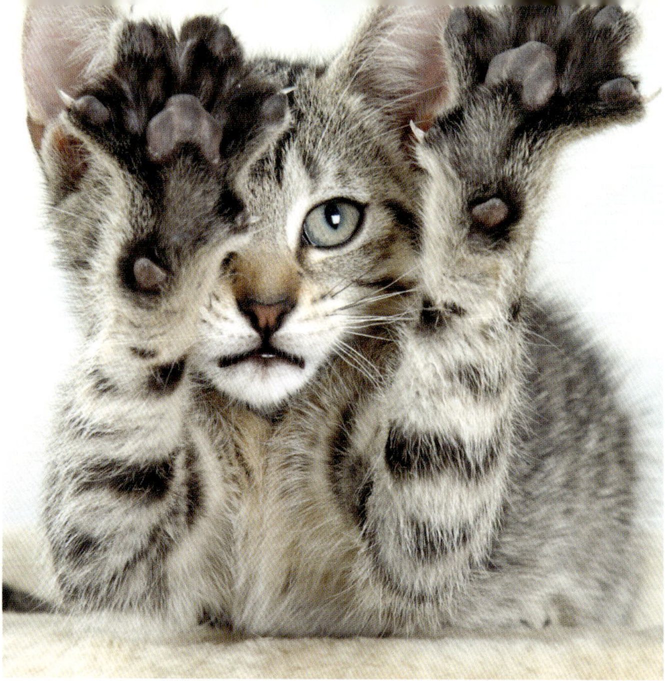

In puncto Sauberkeit war das Studio „Happy Yoga“ echt pingelig:
Vor jeder Stunde mussten alle Teilnehmer zur Pfotenkontrolle.

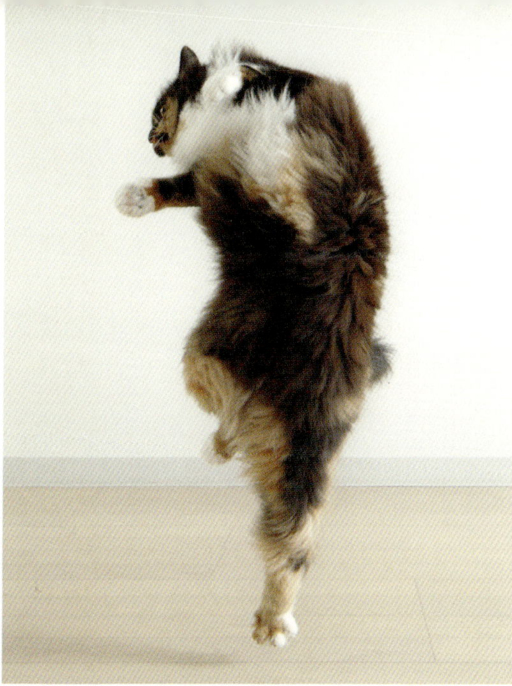

Erst nach zehn Minuten teilte der Yogalehrer dem armen Kater Mikesch mit, dass das Seminar „Kung-Fu für Einsteiger“ einen Raum weiter stattfand.

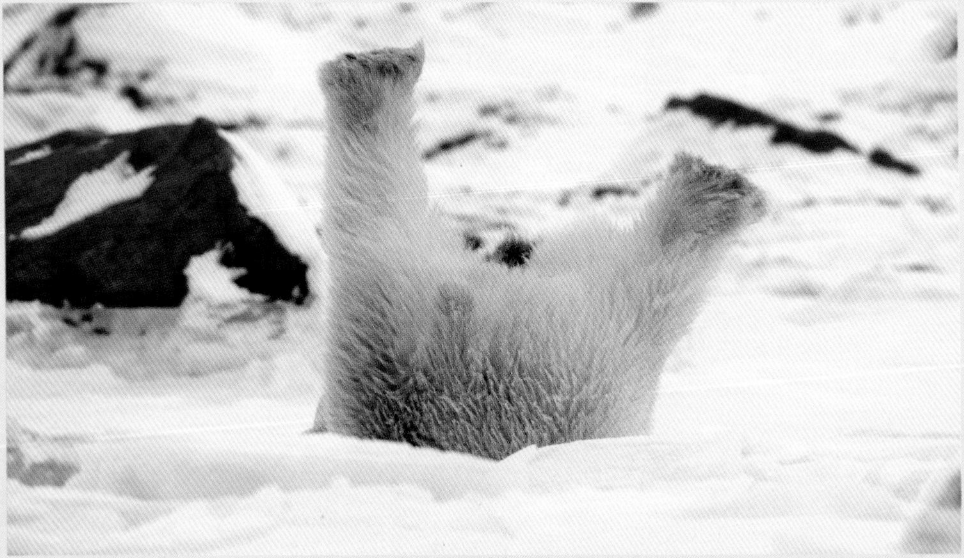

Für Hildegard war Yoga nichts weiter als ein Pfad zur Erkenntnis.
Und ihre Erkenntnis für heute lautete: Vor ihrer Höhle war es
über Nacht plötzlich arschglatt geworden.

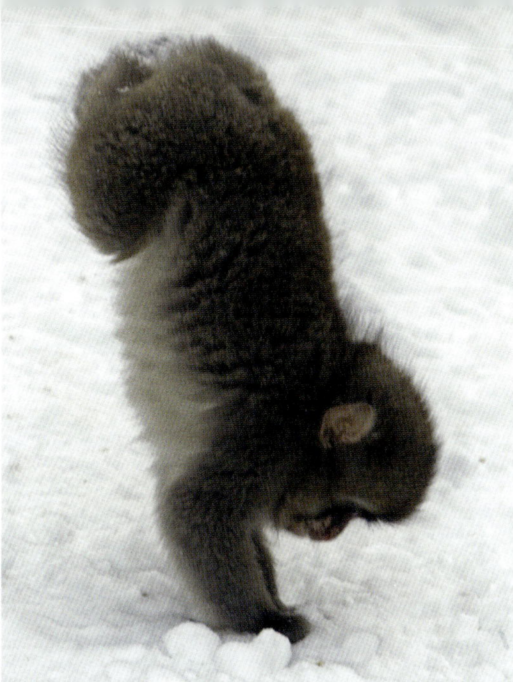

Heidi war das einzige Mitglied der gesamten Freiluft-Yogagruppe, das auch bei Minustemperaturen noch warm genug angezogen war.

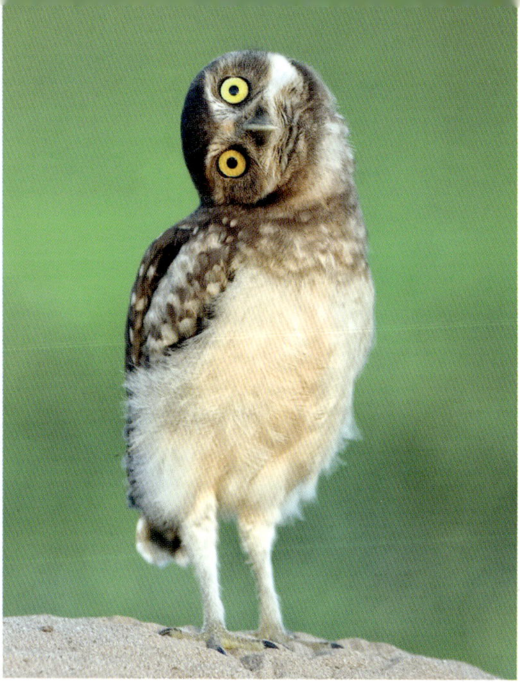

Waltraud ging nicht gern unter Leute.
Auch in ihrem neuen Yogakurs hatte sie das Gefühl,
dass sie von allen nur schief angeguckt wurde.

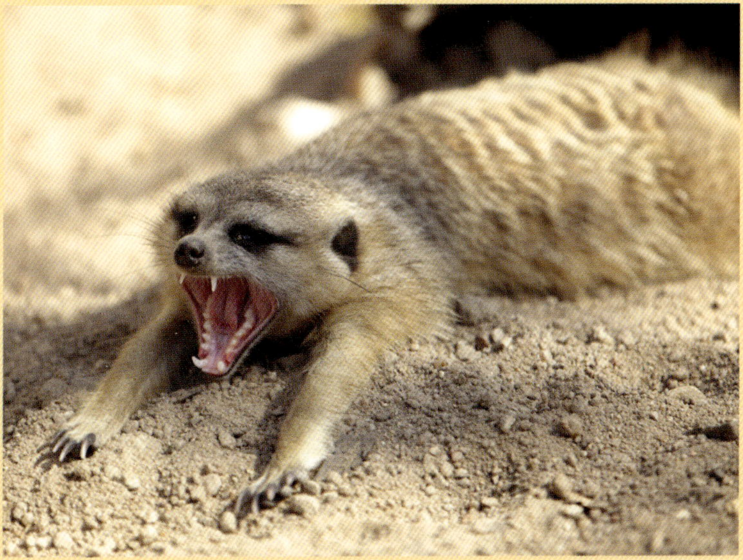

Für Emmi hatte Yoga stets eine beruhigende Wirkung gehabt.
Bis zu dem Moment, als sie sich zum ersten Mal einen Nerv einklemmte.

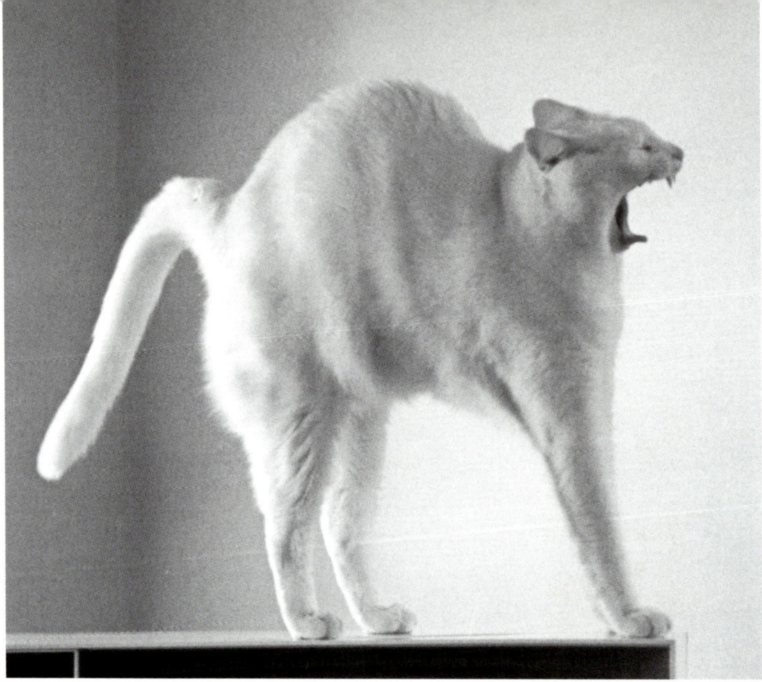

Trotz intensiver Atem-Meditation bekam Kater Ferdinand
seine Wutanfälle nicht in den Griff!

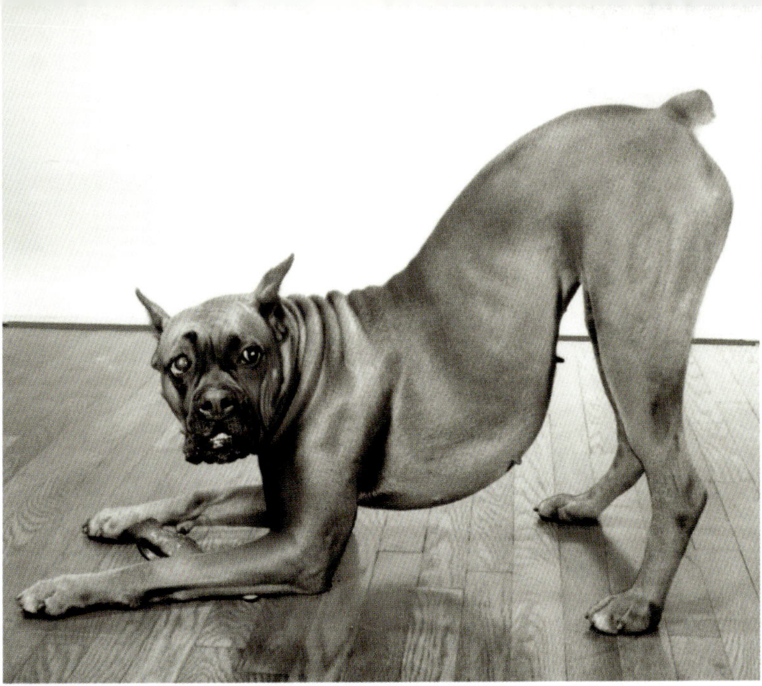

Brutus war durchaus bewusst, dass er sich gerade komplett zum Affen machte. Aber nur so konnte er auf die Aufmerksamkeit dieser scharfen Collie-Dame hoffen, die jeden Dienstag den Anfängerkurs besuchte.

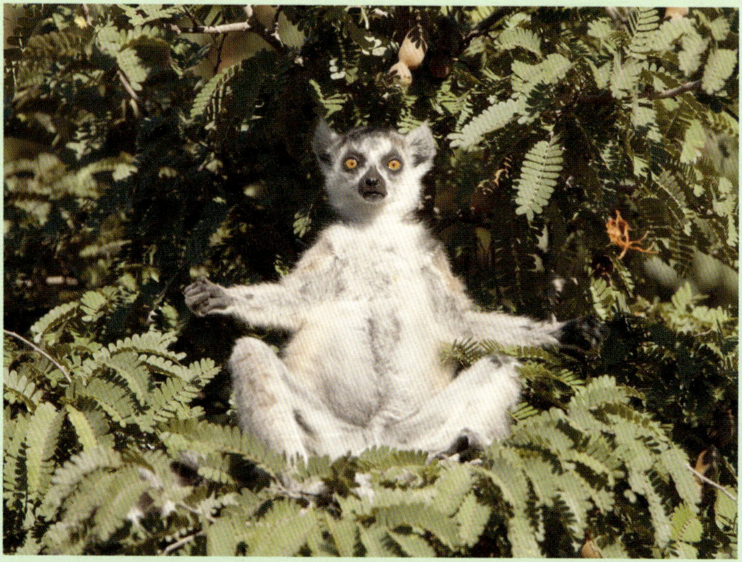

Nach sieben Stunden „Oooooohm“ war Justus dermaßen erleuchtet, dass er tagelang kein Auge mehr zubekam.

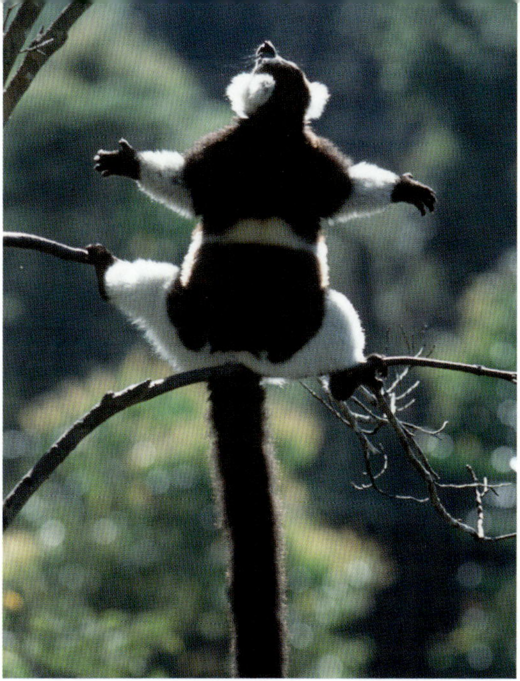

Was Entspannungstechniken betraf, war Oliver flexibel.
Für ihn musste es nicht immer die Seele sein, die er baumeln ließ.

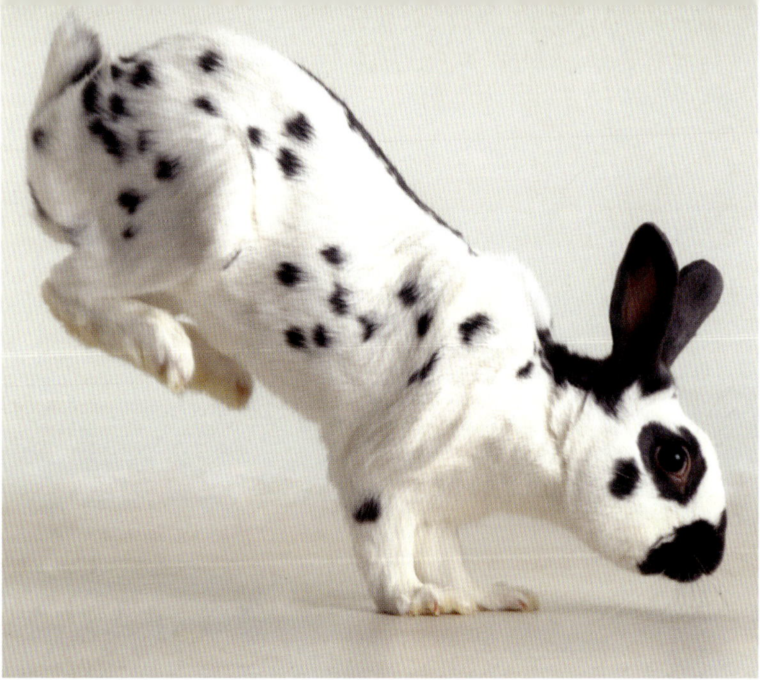

Zwei Jahre hatte es gebraucht, bis es Ricardo endlich gelungen war, auf den Vorderpfoten stehend das Gleichgewicht zu halten. Jetzt musste ihm nur noch jemand verraten, wie er diese Fähigkeit auch im Alltag nutzen konnte.

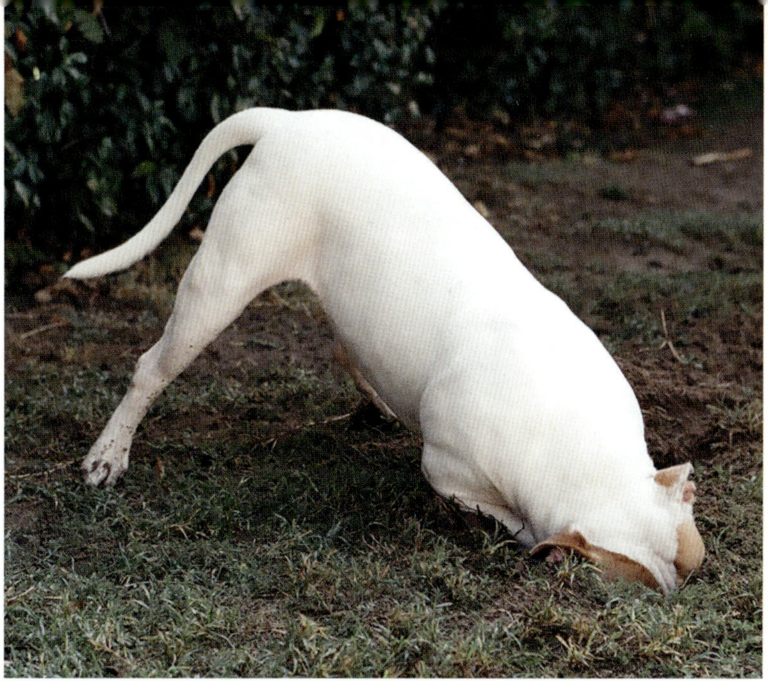

Nachdem Ulrich den Sinn des Lebens trotz Klangschalen-Meditation immer noch nicht gefunden hatte, suchte er ihn nun im heimischen Garten.

Text: Paulus Vennebusch
Gestaltung: arsEdition
Fotografien: Getty Images / Thinkstock
Printed by Tien Wah Press
ISBN 978-3-8458-1071-3
1. Auflage

www.arsedition.de

FSC
www.fsc.org
MIX
Papier aus verantwortungsvollen Quellen
FSC® C012700